如何制作超级胃

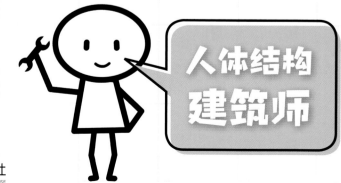

人体结构
建筑师

〔英〕柯斯蒂·霍姆斯 著、绘

冯常娜 译

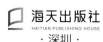

海天出版社
HAITIAN PUBLISHING HOUSE
· 深圳 ·

版权登记号　图字：19-2020-154号

© 2020 Booklife Publishing
This edition is published by arrangement
with Booklife Publishing.

图书在版编目（CIP）数据

如何制作超级胃 ／（英）柯斯蒂·霍姆斯著、绘；
冯常娜译. — 深圳：海天出版社，2022.3
（人体结构建筑师）
ISBN 978-7-5507-3292-6

Ⅰ．①如… Ⅱ．①柯… ②冯… Ⅲ．①胃—人体生理
学—儿童读物 Ⅳ．①R333.2-49

中国版本图书馆CIP数据核字(2021)第198001号

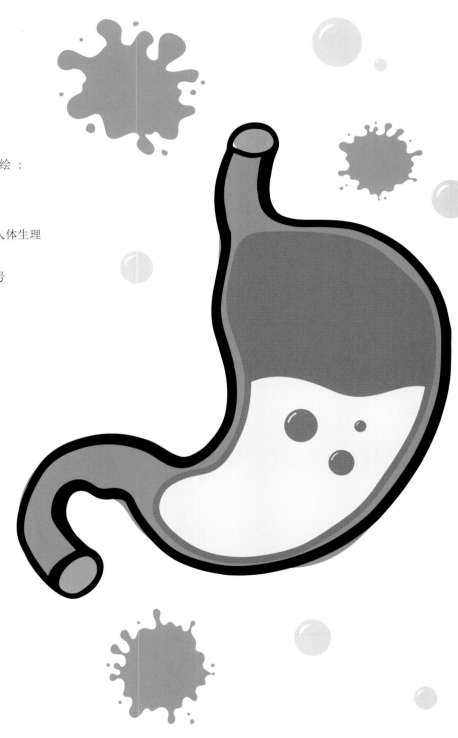

如何制作超级胃
RUHE ZHIZUO CHAOJI WEI

出 品 人　聂雄前
责任编辑　杨华妮　　陈少扬
责任技编　陈洁霞
责任校对　万妮霞
封面设计　朱玲颖

出版发行　海天出版社
地　　址　深圳市彩田南路海天综合大厦（518033）
网　　址　www.htph.com.cn
订购电话　0755-83460239（邮购、团购）
设计制作　米克凯伦（深圳）文化传媒有限公司
印　　刷　中华商务联合印刷（广东）有限公司
开　　本　889mm×1194mm　1/20
印　　张　1.4
字　　数　30 千
版　　次　2022 年 3 月第 1 版
印　　次　2022 年 3 月第 1 次印刷
定　　价　39.80 元

目录

在阅读时遇到不懂的词语，可以参考第24页的术语表。

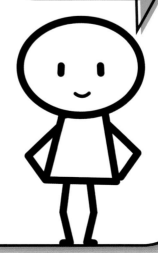

我是人体结构建筑师

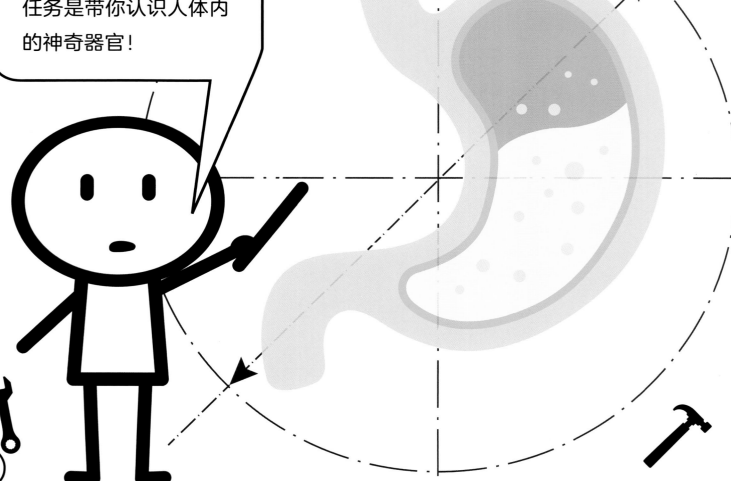

嘿，你好！欢迎来到人体结构总部！我是人体结构建筑师伊恩，我的任务是带你认识人体内的神奇器官！

你想制作一个胃吗？快快翻开这本书吧！注意下面这些符号，它们会帮助你探索！

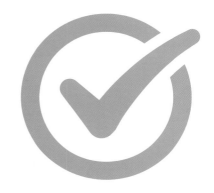

请这么做

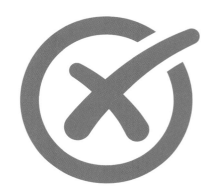

别这么做

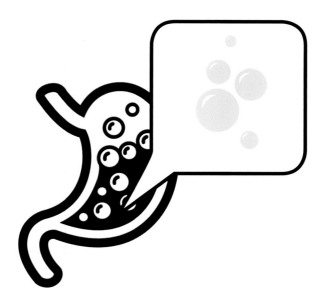

放大细节

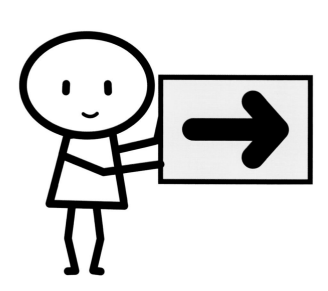

更多信息

好神奇的人体结构

你的身体可以做很多很多神奇的事情，因为在你的体内有许多器官，它们帮助你呼吸、思考、吃东西和运动等。每个器官都肩负着特殊的任务。

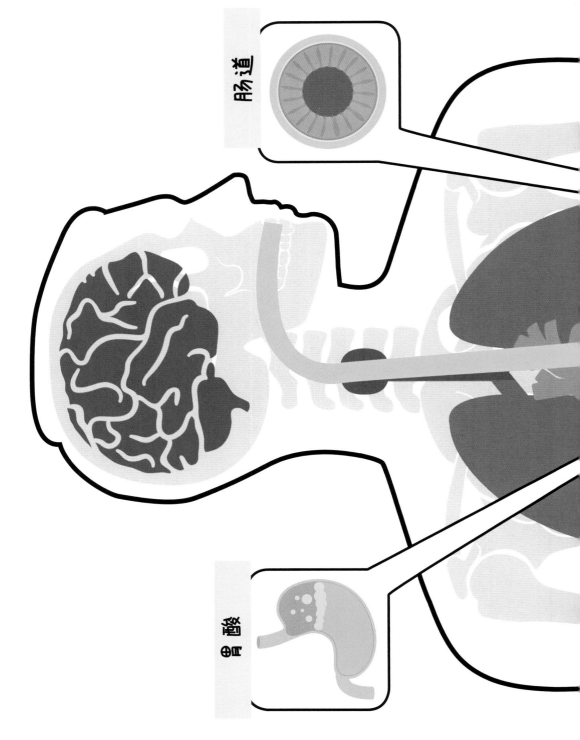

肠道

胃酸

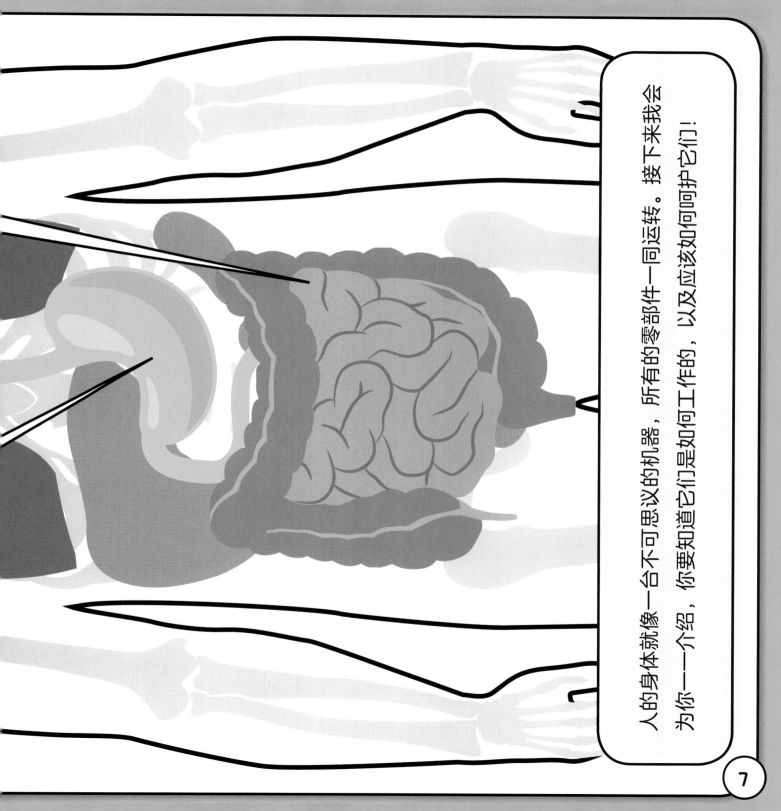

人的身体就像一台不可思议的机器，所有的零部件一同运转。接下来我会为你——介绍，你要知道它们是如何工作的，以及应该如何呵护它们！

我们为什么需要胃

胃像一个用肌肉做成的袋子。当它排空时，就和你的拳头差不多大；当你吃东西时，你嚼过的食物进入胃被分解，以便进一步消化。

- 肌肉做成的袋子
- 能扩张变大
- 分泌胃酸
- 分解食物

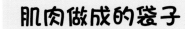

胃酸有助于杀死有害细菌。

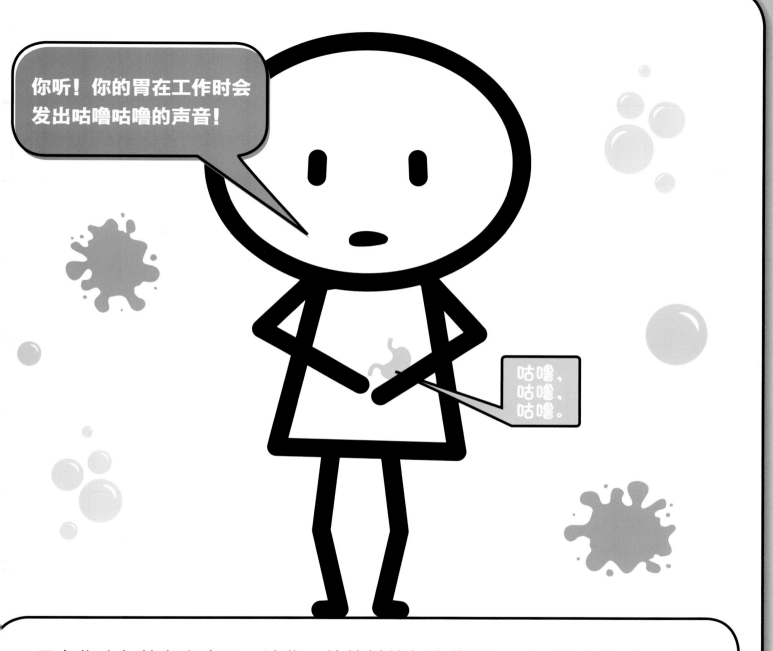

胃在你腹部的左上方，而消化系统的其他部分位于下腹部，比如肠道和其他器官。

准备好各个零件

胃由这些零件组成：

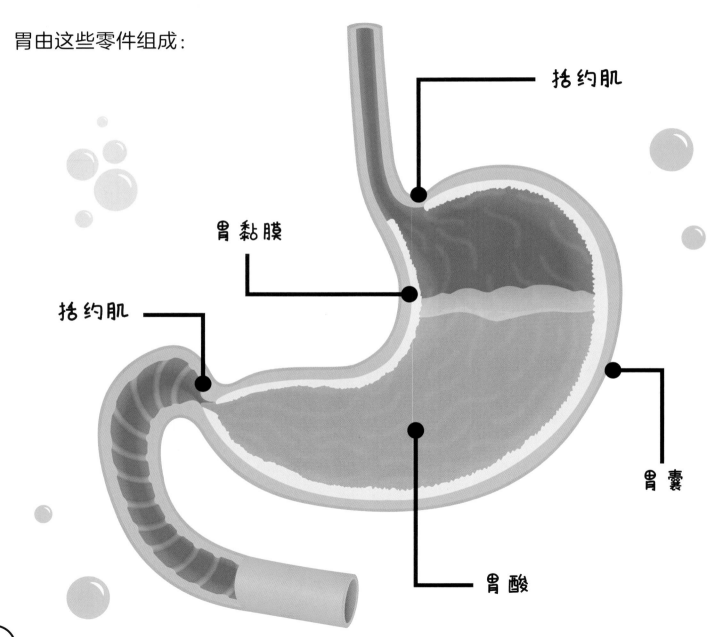

括约肌

胃黏膜

括约肌

胃酸

胃囊

为了组成完整的消化系统，我们还需要这些零件：

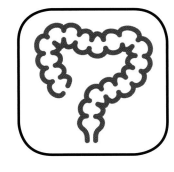

1条 大肠（1米）

这条较粗的管道将废物排出体外。

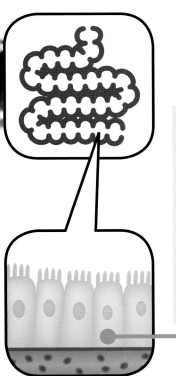

绒毛

1条 小肠（6米）

这条狭窄的管道里有很多像小手指一样的东西，叫作绒毛，它们能从食物中获取营养，并将其输送到全身各处。

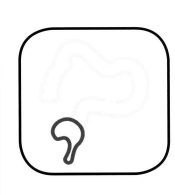

直肠

在你准备上厕所之前，身体内的排泄物——粪便会被储存在这里。

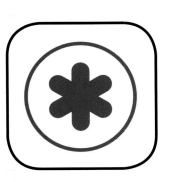

1个 肛门

这个小开口是废物离开身体的地方，也就是你"拉臭臭"的地方。

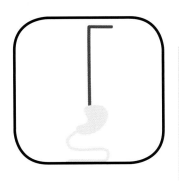

食道

这条管道把食物从口腔送到胃里。

一起把零件拼起来吧

将前面提到的所有零件连接起来，就组成了消化系统。食物在嘴里嚼碎，然后在胃里分解。

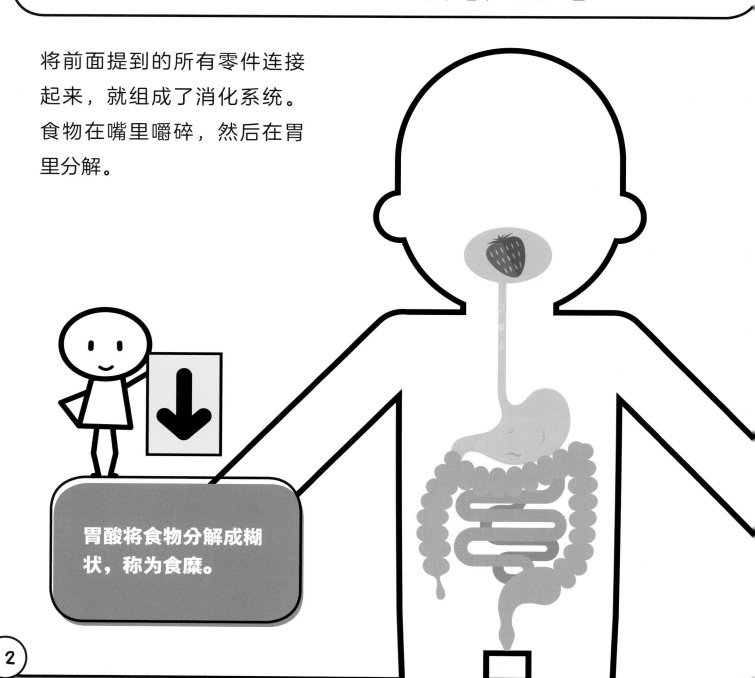

胃酸将食物分解成糊状，称为食糜。

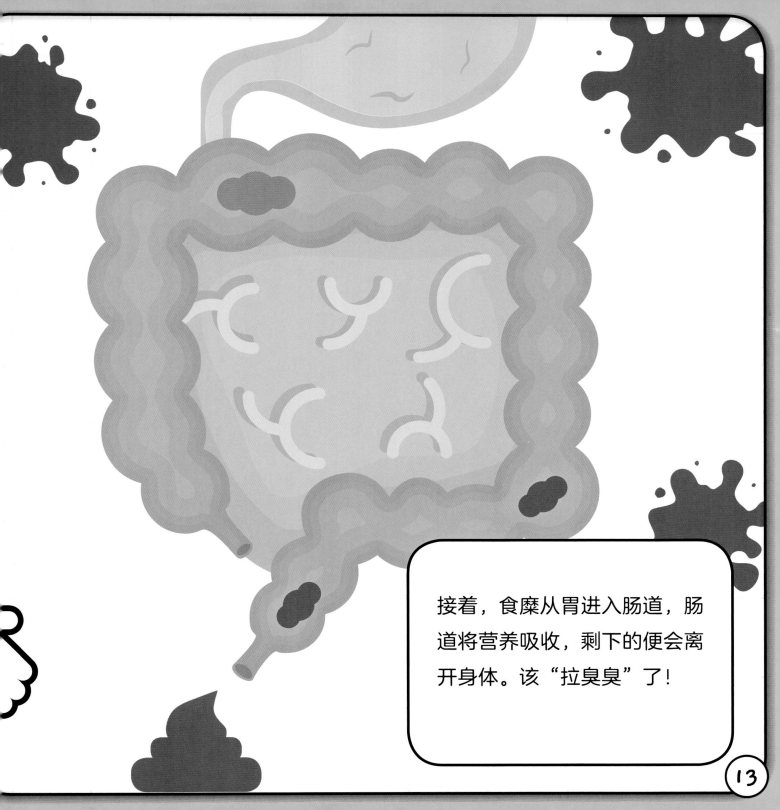

接着，食糜从胃进入肠道，肠道将营养吸收，剩下的便会离开身体。该"拉臭臭"了！

看看胃里面发生了什么

你知道以下这些事实吗？

有些动物，比如海马，根本没有胃。

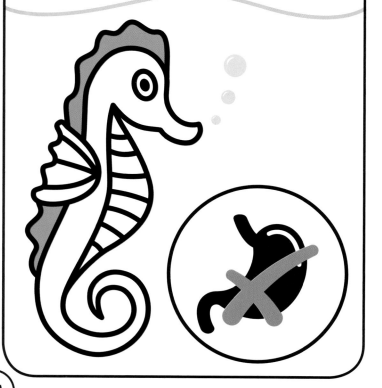

这里所说的"酸"，非常危险！千万别喝！

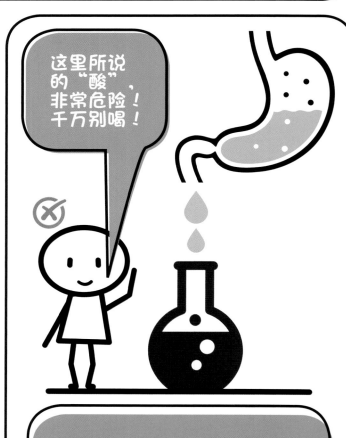

你的胃黏膜每天分泌2—3升盐酸，它和厕所使用的清洁剂属于同一类酸。

食物可以在胃里停留4个小时。

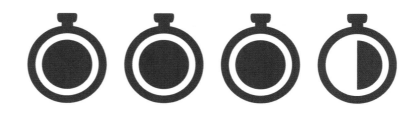

当你脸红的时候，你的胃黏膜也会变红！

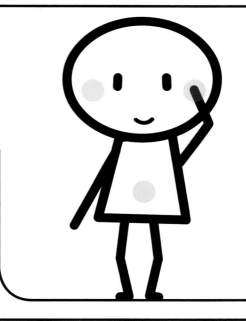

嗝呃——

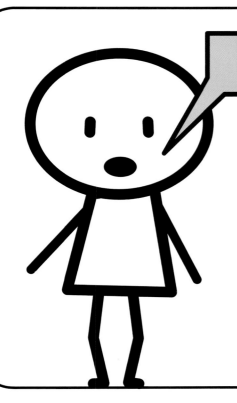

当你吃东西的时候，空气会和食物一起被吞下去。此时，空气被困在你的体内，而摆脱困境的方法就是打嗝！

出现问题了怎么办

很多人患有消化不良，这是一种胃病，通常表现为胃不舒服，难以消化食物。消化不良的主要症状有：

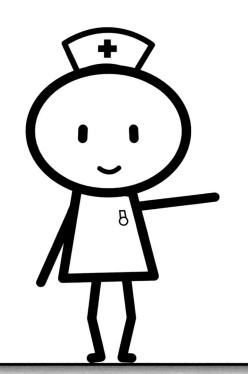

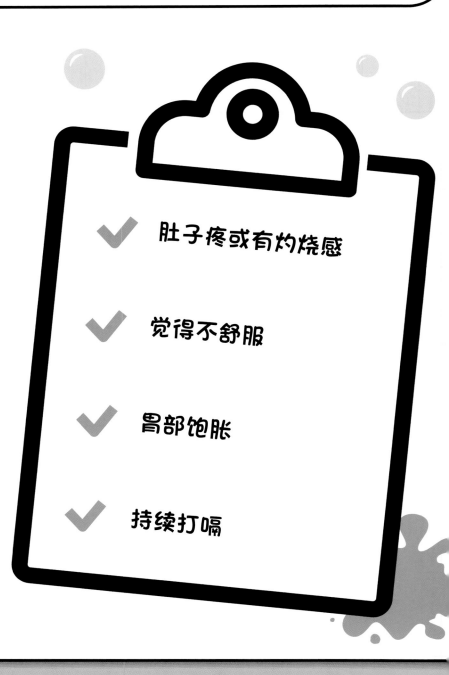

✔ 肚子疼或有灼烧感

✔ 觉得不舒服

✔ 胃部饱胀

✔ 持续打嗝

消化不良可能是由很多种因素引起的，比如感到压力大，或者吃了很多高脂肪或辛辣的食物。不过别担心，我会给你一些建议！你可以按照下面的方法来缓解消化不良，甚至避免它的发生：

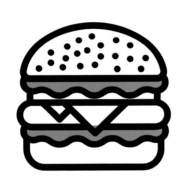

不要吃太多
油腻的食物

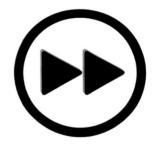

不要吃得太快

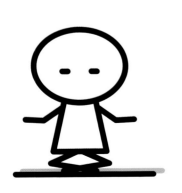

找时间放松一下

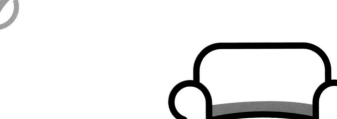

吃完饭后休息一下

呵护你的胃：积极锻炼

积极锻炼可以增强消化系统的功能，有利于胃部健康哦！

可以试试：

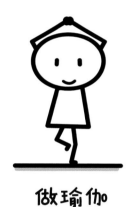

做瑜伽

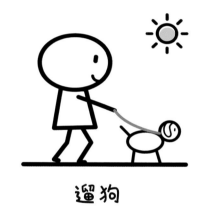

遛狗

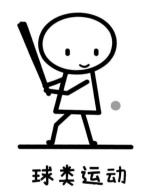

球类运动

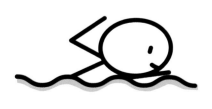

游泳

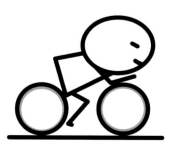

骑行

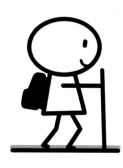

徒步旅行

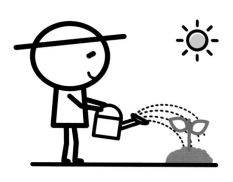

种花浇水

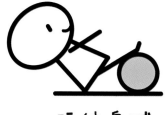

为了保持身体健康，你应该每天坚持运动60分钟，每周至少进行3种不同的运动。可以告诉我，你最喜欢的运动是什么吗？

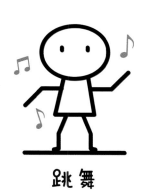

跳舞

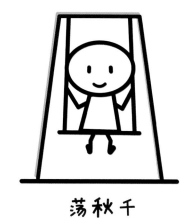

荡秋千

玩健身球

扭动身体、向前弯腰、四处走动等温和的运动，对你的胃都有好处。来吧！跟随着你喜欢的音乐跳舞吧！扭动起来，摇晃起来，真的可以瞬间减轻压力！

呵护你的胃：健康饮食

多吃一些富含纤维的食物，多喝一些水，也可以保持胃部健康呢！

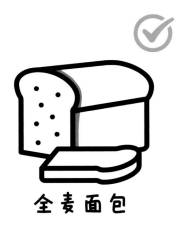

全麦面包

瓜子

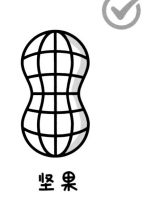

坚果

浆果

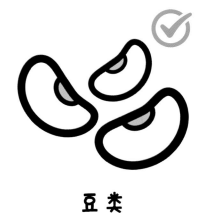

豆类

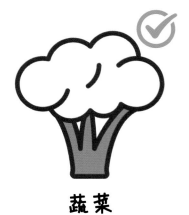

蔬菜

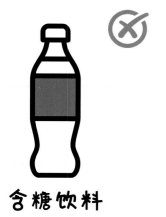

含糖饮料

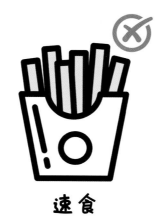

速食

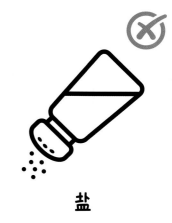

盐

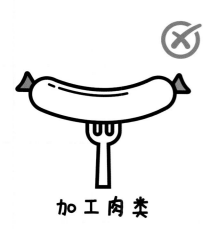

加工肉类

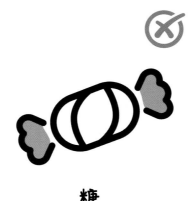

糖

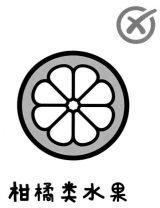

柑橘类水果

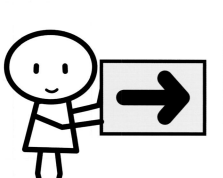

每天至少要吃400—800克水果和蔬菜、15克膳食纤维和1茶匙以内的盐，才能更好地保持身体健康哦！

让胃更健康

你能用各种健康食物装满伊恩的盘子吗?

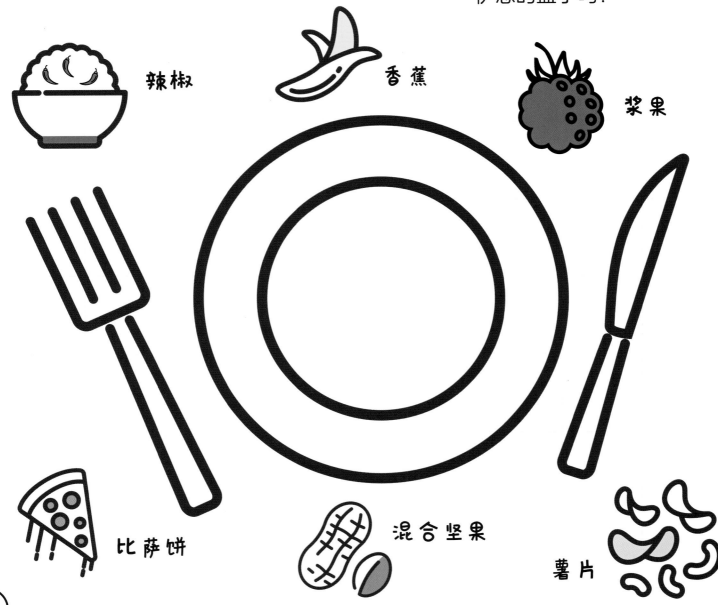

辣椒

香蕉

浆果

比萨饼

混合坚果

薯片

22

蜜蜂式呼吸

压力太大也会让你感觉胃不舒服。试试这个方法来缓解压力吧！我们要像蜜蜂一样呼吸了！嗡嗡嗡——

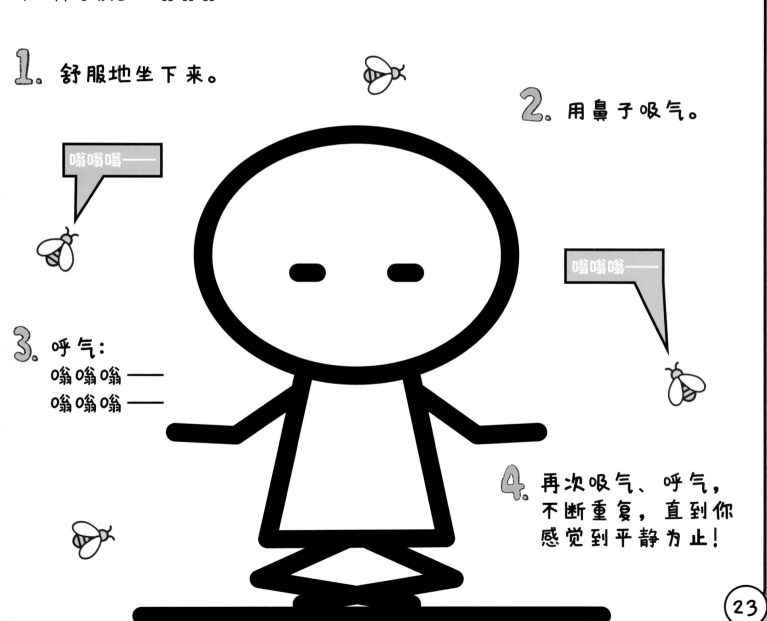

1. 舒服地坐下来。

嗡嗡嗡——

2. 用鼻子吸气。

嗡嗡嗡——

3. 呼气：
嗡嗡嗡——
嗡嗡嗡——

4. 再次吸气、呼气，不断重复，直到你感觉到平静为止！

术语表

腹部 在臀部和胸部之间的部位。

肌肉 附着于骨骼或内脏，具有收缩能力的、柔软的、有弹性的组织。

加工肉类 通过某种方式加工，使其味道更好或保存时间更长的肉制品。

括约肌 能打开或关闭管腔的肌肉环。

器官 身体的组成部分，肩负着特殊而重要的使命，用来维持身体正常运转。

酸 一种能分解物质的化学物质。

消化 肠胃把食物分解成可以被身体吸收的营养物质的过程。

纤维 植物的线状部位；体内有助于消化的部位。

营养素 动植物维持生命和健康所需的物质。

症状 疾病的征兆或疾病对身体的影响。

索引